Michela Troiano
Torello Lotti
Paolo Bonan

Il Multifotone nel Fotoringiovanimento Laser

AF190962

Michela Troiano
Torello Lotti
Paolo Bonan

Il Multifotone nel Fotoringiovanimento Laser

Un nuovo approccio d'indagine Dermocosmetologica

Edizioni Accademiche Italiane

Cover image: www.ingimage.com

Publisher:
Edizioni Accademiche Italiane
is a trademark of
Dodo Books Indian Ocean Ltd. and OmniScriptum S.R.L publishing group

120 High Road, East Finchley, London, N2 9ED, United Kingdom
Str. Armeneasca 28/1, office 1, Chisinau MD-2012, Republic of Moldova, Europe
Managing Directors: Ieva Konstantinova, Victoria Ursu
info@omniscriptum.com

Printed at: see last page
ISBN: 978-3-639-77046-9

Zugl. / Approved by: Firenze, Università degli di Studi di Firenze, Facoltà di Medicina e Chirurgia, Diss 2008/2009

"L'anima nasce vecchia ma ringiovanisce: questo fa della vita una commedia. Il corpo nasce giovane ma invecchia: questo fa della vita una tragedia" (Oscar Wilde)

INTRODUZIONE

"L'anima nasce vecchia ma ringiovanisce: questo fa della vita una commedia. Il corpo nasce giovane ma invecchia: questo fa della vita una tragedia" (Oscar Wilde)

Quanti di noi vorrebbero vivere senza mai invecchiare?

Se si considera l'associazione comune del concetto di bello (almeno riferito alla pelle e ai suoi annessi) con una cute di aspetto giovanile e l'importanza dell' apparire nella nostra società dell' immagine, si comprende quanto possa essere importante, per il singolo, rallentare, limitare o almeno mascherare i segni dell' invecchiamento, riducendo allora la così detta età cosmetologica cioè l'età dell'apparenza, per sembrare meno vecchi e riacquistare la giovinezza.

Per rispondere a queste richieste di ringiovanimento cutaneo, la dermatologia, negli ultimi anni, sta sempre di più acquisendo un'impronta estetica ed è sempre più proiettata alla ricerca di interventi meno invasivi che possano consentire una reale modificazione dell'aspetto esterno. Questa viene percepita anche come un miglioramento della qualità di vita del singolo, talora con un sorprendente impatto sull'autostima.

In questo lavoro dopo aver trattato le varie manifestazioni cliniche e istopatologiche dell'invecchiamento e dopo aver passato in rassegna le varie metodologie più comunemente impiegate per contrastarlo, prenderò in esame un nuovo sistema laser, il laser CO_2 con scansione frazionale. Al fine di valutarne la reale efficacia non solo in termini di miglioramento clinico apparente, ma anche istomorfologico, prima e dopo trattamento ho ottenuto immagini topografiche riguardanti la struttura microscopica dei tessuti sani e trattati, mediante l'impiego del multifotone, una tecnica innovativa e non invasiva per lo studio morfologico e funzionale dei tessuti biologici *in vivo*.

CAPITOLO 1

FOTOINVECCHIAMENTO E INVECCHIAMENTO CUTANEO CRONOINDOTTO

1.1 DEFINIZIONE

L'invecchiamento cutaneo è un processo ritenuto inarrestabile, irreversibile ed inevitabile, durante il quale si verificano complesse alterazioni fisiologiche e strutturali [1].

Con il trascorrere del tempo tutte le strutture del nostro organismo vanno incontro ad un fenomeno di senescenza. Mentre gli organi interni invecchiano secondo leggi biologiche apparentemente indipendenti dall'esposizione solare, la cute subisce un invecchiamento "aggiuntivo" indotto dalla cronica esposizione alla radiazione solare [1].

L'apparato tegumentario costituisce pertanto, data la sua localizzazione più esterna ed esposta, l'organo nel quale si manifestano per primi i segni dell'invecchiamento globalmente inteso [1,2].

L'invecchiamento cutaneo viene classicamente distinto in invecchiamento crono-indotto o intrinseco, ed invecchiamento fotoindotto [1,2].

1 *Invecchiamento crono-indotto*: è relativo al fisiologico processo di invecchiamento, in particolare a carico del tessuto connettivo. Comprende quell'insieme di modificazioni, geneticamente programmate, di tipo

morfologico e funzionale che avvengono nella pelle e che sono dovute a fattori endogeni che colpiscono tanto le aree protette, quanto quelle fotoesposte [1,2].

2 *Fotoinvecchiamento:* rappresenta invece, il danno cutaneo indotto dall'effetto cumulativo della radiazione solare che si sovrappone al ed amplifica il processo di invecchiamento naturale. Pertanto, in questo tipo di invecchiamento, si presentano i cambiamenti osservati durante l'invecchiamento naturale, ma a questi si aggiungono le alterazioni specifiche indotte dalla luce solare [1,2].

L'esposizione cronica ai raggi solari (che rappresentano la principale fonte di energia per la vita terrestre) e alle sorgenti artificiali di raggi UV, per motivi estetici o terapeutici, può danneggiare o distruggere le più disparate strutture biologiche [3]. In modo particolare, i raggi ultravioletti interferiscono con la cute promuovendo eventi biologici che si traducono spesso in una serie di effetti immediati (eritema e pigmentazione) e tardivi, che costituiscono l'aspetto clinicamente osservabile del danno solare cronico[1,3]. Tale danno costituisce un complesso sintomatologico che si osserva su cute cronicamente fotoesposta, in particolar modo di soggetti anziani specialmente dopo anni di lavoro svolto in ambiente "out door", quale può essere quello, ad esempio, di contadini o marinai [4,5].

Questi due tipi di invecchiamento sono stati per lungo tempo confusi tra loro perché il fotoinvecchiamento simulerebbe in maniera sorprendente da un punto di vista clinico quello cronologico e nelle aree fotoesposte i due fenomeni tendono ovviamente a sovrapporsi ed amplificarsi sinergicamente [1,2].

E' quindi cultura comune che l'esposizione cronica alla luce solare possa produrre almeno una specie di accelerazione del naturale processo di invecchiamento biologico [1,2].

In realtà, questo concetto è ormai sorpassato, in quanto il fotoinvecchiamento è considerato da alcuni esperti un danno specifico dei raggi UV e come tale in parte reversibile con trattamento farmacologico ad hoc [6].

Il termine fotoinvecchiamento sarebbe allora improprio e quindi in contrasto con la precedente definizione che vede l'invecchiamento come un processo <u>irreversibile</u>[1,2].

Comparando le modificazioni fisiologiche della cute, dovute al trascorrere del tempo e quelle indotte dai raggi UV, possiamo osservare, da un punto di vista macroscopico, che:

a) *Nell'invecchiamento intrinseco*: si determina una fine rugosità con ipotrofia del derma, perdita progressiva del grasso sottocutaneo, assottigliamento, rilassatezza e pallore [1,2].

b) *Nell'invecchiamento estrinseco*: si verifica un'accentuazione delle rughe d'espressione e ampi solchi, ispessimento della cute, ruvidezza, secchezza (xerosi cutanea), disturbi della pigmentazione (lentiggini solari, discromie), elastosi, modificazioni della vascolarizzazione cutanea (teleangectasie), pseudocicatrici e cheratosi attiniche, le quali costituiscono una tappa finale del processo di invecchiamento [1,2].

Ciascuna modificazione sopra accennata clinicamente riscontrabile, ha un corrispettivo istologico ben caratterizzato e riconoscibile. I primi studi sistematici sulle differenze istologiche tra cute senescente e cute fotodanneggiata si devono ad Albert Kligman [6].

1.2 ALTERAZIONI MICROSCOPICHE

1.2.1 Nell'invecchiamento crono-indotto (intrinseco)

Da un punto di vista istologico, nell'invecchiamento intrinseco si osservano alcune modificazioni degli strati che compongono la cute [1].

L'epidermide diventa più sottile e appiattita, con segni di atrofia focale. Le cellule dello strato spinoso e basale appaiono eterogenee e disorganizzate con iniziale perdita della polarizzazione. Le cellule in queste regioni mostrano infatti, variazioni di dimensioni , forma e cromofilia. Occasionalmente si osservano cellule scure, espressione di eventi discheratosici. Lo strato corneo non mostra in genere alterazioni specifiche nel processo di invecchiamento[6].

La giunzione dermo-epidermica si appiattisce progressivamente con riduzione del profilo delle papille dermiche [1,6].

Il derma si assottiglia con il passare del tempo con un'apparente aumento dello spessore e della densità delle fibre collagene. Questo aumento di densità è presumibilmente dovuto sia alla riduzione degli spazi tra le matasse di fibre, solitamente occupati da glicosaminoglicani altamente idrofili, come l' acido ialuronico, sia alla perdita delle fibre elastiche che si sfioccano a livello della giunzione dermo-epidermica. Tutto questo dà un aspetto apparentemente più compatto del tessuto connettivo, conseguente anche alla minor concentrazione di acqua [7].

Inoltre, presumibilmente per un aumento dei legami crociati intermolecolari e intramolecolari, la durezza delle fibre collagene aumenta progressivamente e la cute diventa meno elastica [1,7].

Le fibre elastiche subiscono un processo di disintegrazione che le trasforma in corte e spesse fibrille, tra le quali si formano cisti e lacune. I follicoli piliferi diventano più piccoli e le ghiandole sebacee e sudoripare vanno incontro a ipotrofia. La microcircolazione cutanea si modifica, con riduzione di numero e di calibro dei capillari e aumento dello spessore della membrana basale dei microvasi [7].

1.2.2 Nel fotoinvecchiamento

L'epidermide soggetta a fotoinvecchiamento si presenta invece, ispessita, (iperplasia dello strato spinoso) e con displasia cellulare occasionale e atipie cellulari più o meno marcate [6].

A livello dermico si osservano le principali alterazioni, che differenziano questo tipo di invecchiamento da quello intrinseco. Si osserva infatti, la massima degenerazione di fibre elastiche, che appaiono ispessite, frammentate, aggrovigliate (elastosi solare) [1,6].

Le fibre collagene, al contrario, diminuiscono di volume, con un concomitante aumento dei livelli di collagene solubile [1,6].

I proteoglicani (dermatan-solfato e eparan-solfato), che diminuiscono quantitativamente e progressivamente nell'invecchimento intrinseco, aumentano invece in corso di danno attinico cronico cutaneo [1,8].

Aumenta anche la deposizione di glicosaminoglicani (acido ialuronico).

I vasi sono dilatati e tortuosi (con formazione di teleangectasie, porpora senile da fragilità capillare); i mastociti sono numerosi e parzialmente degranulati, con possibile rilascio di ingenti quantità di proteasi, in parte responsabili dei fenomeni degenerativi[1,6,8].

Nel fotoinvecchiamento in genere, sono presenti molte cellule infiammatorie, mentre nell'invecchiamento intrinseco una marcata ipocellularità tessutale è la regola [8].

CAPITOLO 2

TRATTAMENTO DELL'INVECCHIAMENTO CUTANEO

Da sempre, l'uomo in alcuni contesti socio-economici occidentali associa il concetto di bellezza, salute e felicità con la giovinezza. L'aspetto della cute, in particolare stimola per ragionamento o in maniera inconscia un giudizio sullo stato di salute e sull'età del paziente, giustificando l'uso di cosmetici, cosmeceuti o laboriosi interventi chirurgici al fine di rallentare, limitare o mascherare i segni dell' invecchiamento cutaneo. In altri contesti culturali, in altre epoche la bellezza è stata ed è invece associata con la maturità [1].

La dermatologia pertanto, negli ultimi anni, sta sempre più acquisendo un'impronta dermo-estetica, alla ricerca di interventi sempre meno invasivi, che possano consentire un misurabile miglioramento della autostima e della qualità di vita del paziente, intesa come benessere psico-fisico globale minimizzando specialmente quelle manifestazioni dell'invecchiamento considerate veri e propri difetti estetici [1].

La manifestazione più tangibile di tale fenomeno, è la "guerra alla ruga".

Pertanto, nella terapia dell'invecchiamento cutaneo, ci si avvale di trattamenti anti-rughe e, sempre più spesso di altri trattamenti anti-fotoinvecchiamento

I trattamenti anti-rughe per lungo tempo confusi con i trattamenti anti-fotoinvecchiamento comprendono sia trattamenti medici che trattamenti chirurgici [24]
.

I trattamenti medici utilizzano:

- Cosmetici
- Agenti farmacologici, come: retinoidi, α-idrossiacidi, antiossidanti

La chirurgia dermocosmetologica consiste in:

- Peeling chimici
- Filling delle rughe
- Esotossina botulinica
- Luce Pulsata Intensa
- Diatermocoagulazione
- Crioterapia
- Dermoabrasione
- Blefaroplastica
- Lifting faciale
- Laser resurfacing
- Laser Frazionale
- Altri

I Trattamenti anti-fotoinvecchiamento comprendono sostanzialmente trattamenti preventivi (come la fotoprotezione), chimici e farmacologici [1,9].

- *I trattamenti cosmetici-chimici* sono volti ad eliminare la maggior parte delle alterazioni epidermiche indotte dal fotodanneggiamento e comprendono i peeling.

- *I trattamenti farmacologici* (topici e sistemici) il cui fine è quello di promuovere una differenziazione cellulare in grado di far regredire le deviazioni di maturazione cellulare indotte dalla esposizione cronica ai raggi ultravioletti, comprendono per esempio l'acido retinoico.

CAPITOLO 3

IL LASER FRAZIONALE

La crescente richiesta di terapie sempre meno invasive per il trattamento delle rughe e delle alterazioni della cute dovute all'età e/o all'inadeguata esposizione ai ultravioletti ha stimolato fin dagli anni '90 numerosi studi nel campo del così detto "skin rejuvenation" [10].

E' tuttavia, in questi ultimi anni che nel settore delle sorgenti luminose si è realizzata la vera rivoluzione.

Sebbene infatti i laser ablativi costituissero e costituiscono tutt'oggi il "golden standard" nel trattamento del ringiovanimento cutaneo, il gran numero di effetti collaterali, l'alto rischio di complicanze ed il prolungato "down-time" (anche mesi) dalle normali attività relazionali, dovuto alla completa vaporizzazione dell'epidermide, ne ha fortemente compromesso l'impiego [10].

A causa di tali limitazioni e, data la costante e crescente richiesta da parte dei pazienti di ottenere un miglioramento estetico con procedure che fossero meno invasive, si è realizzato un allontanamento dalle metodiche ablative classiche e lo sviluppo di tecnologie sempre meno invasive, che nel contempo offrono risultati riproducibili a quelli offerti dai laser per il "resurfacing" cutaneo evitandone, i possibili effetti collaterali.

In questo senso l'impiego dei laser frazionali ha consentito di evitare le sequele associate al "resurfacing" e la vaporizzare dell'epidermide *in toto*.

Infatti i sistemi frazionali, determinando nella cute molteplici microdanni termici, sono in grado di agire a livello del derma causando la denaturazione del vecchio collagene e stimolandone la produzione di nuovo in modo non ablativo o minimamente ablativo [10].

Per tale ragione i sistemi laser frazionali impiegati nel trattamento del ringiovanimento cutaneo, possono essere distinti in:

Laser frazionali non ablativi e laser frazionali minimamente ablativi.

I primi, che comprendono il Fraxel®SR750 (1550nm), il Fraxel *re:store*™(1550nm), il Palomar® Lux1540 (1540nm), il LuxIR Fractional (825-1350nm) e l'Affirm 1440 Nd:YAG (1440nm), sono responsabili di una fototermolisi frazionale non ablativa[10].

I Laser frazionali minimamente ablativi detti anche sub-ablativi (Fig. 1) per sottolinearne la capacità di creare una ablazione frazionale per colonne verticali del tessuto e non una ablazione in strati orizzontali dello stesso, comprendono il laser CO_2 (10600nm) ed Er:YAG(2940nm).

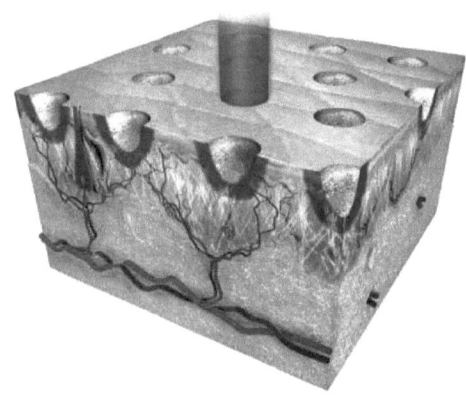

Fig. 1: Laser frazionale minimamente ablativo. Ablazione frazionale per colonne verticali del tessuto. . Courtesy of El.En. Group

Questi sistemi pur rimanendo "ablativi", sono in grado di determinare una erogazione frazionata del fascio luminoso consentendo una riepitelizzazione molto più rapida e con un down time nettamente ridotto rispetto alla tecnica di resurfacing tradizionale [11] (Graf 1) (Graf 2)

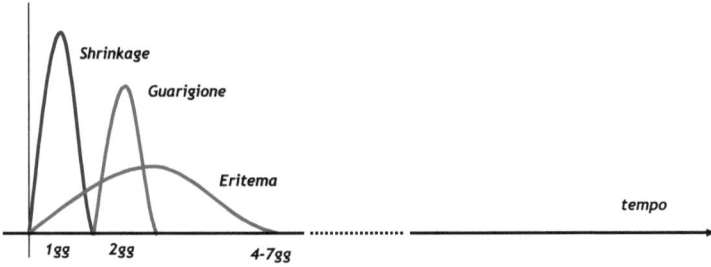

Graf.1: Effetto del laser minimamente ablativo. Da notare l'effetto shrinkage che se pur non sovrapponibile a quello del laser ablativo è comunque consistente, la rapida risoluzione dell'eritema e la più rapida guarigione

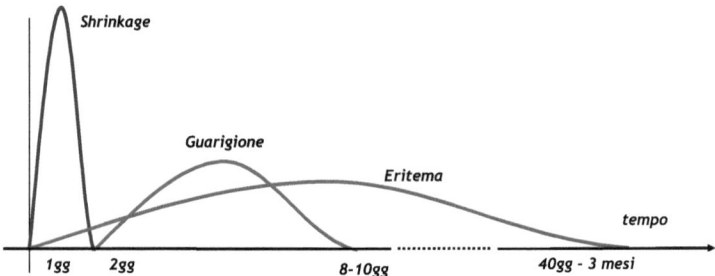

Graf 2: Effetto del laser ablativo sul tessuto. . Courtesy of El.En. Group

3.1 LASER FRAZIONALI NON ABLATIVI

La tecnologia laser non ablativa, avvalendosi di sorgenti laser emettenti nel vicino-medio infrarosso, è causa di una fototermolisi frazionale. [12] Questa nuovissima tecnica sfrutta cioè la capacità di determinare nella cute molteplici microdanni termici canalicolari (Fig. 2). Queste aree, definite microaree di denaturazione termica (MTZs) interessano sia l'epidermide che il derma.

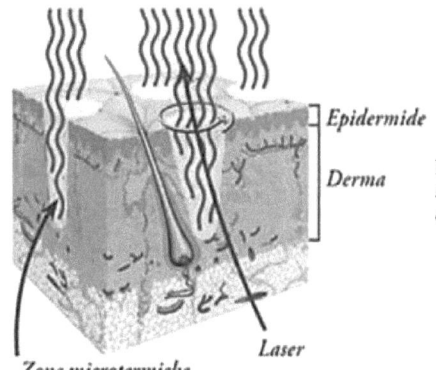

Epidermide

Derma

Fig 2: Laser frazionale non
ablativo. Microdanni termici
canalicolari

Laser

Zone microtermiche

All'interno di tali zone si verificano da un punto di vista fotobiologico specifiche modificazioni tissutali. A carico dell'epidermide si realizza una coagulazione che ne interessa tutto lo spessore, cui segue una microesfoliazione epidermica con un importante rinnovamento epiteliale e scomparsa delle vecchie cellule iperpigmentate e fotodanneggiate. A livello del derma si ha la denaturazione del collagene, la conseguente maturazione di nuove fibre collagene, con aumento della loro forza tensile, nonché la comparsa di nuove fibre elastiche.

Il tessuto indenne circostante, invece, agisce da "reservoir" di cellule staminali, fattori di crescita e cellule dell'infiammazione che determinano un rapido "wound healing" non solo delle aree danneggiate, ma anche delle zone circostanti le MTZs [13]

Il risultato finale è quindi un accelerato "turn-over" dell'intera epidermide che va incontro ad esfoliazione nei successivi 3-5 giorni dal trattamento [14]

3.2 LASER FRAZIONALI MINIMAMENTE ABLATIVI

Gli ottimi risultati clinici ottenuti con i laser frazionali non ablativi hanno spinto l'industria a riprendere la ricerca tecnologica sui laser ablativi cercando di accoppiare le proprietà ablative epidermiche e di "collagen shrinkage", patognomoniche dello skin resurfacing (Fig. 3a) alla parcellizzazione del danno termico propria della tecnica frazionale.

I laser frazionali ablativi hanno rappresentato quindi una ulteriore rivoluzione in questo campo.

Si tratta infatti di laser ablativi CO_2 (10600nm) ed Er:YAG(2940nm) comunemente impiegati nel resurfacing cutaneo dotati, tuttavia, di un nuovo sistema di scansione che consente la creazione di microcolonne termiche.

Contrariamente ai laser precedentemente discussi, i laser frazionali minimamente ablativi (Fig. 4b) sono in grado di determinare una vera e propria ablazione verticale dell'epidermide ed una ablazione di variabile profondità del derma.

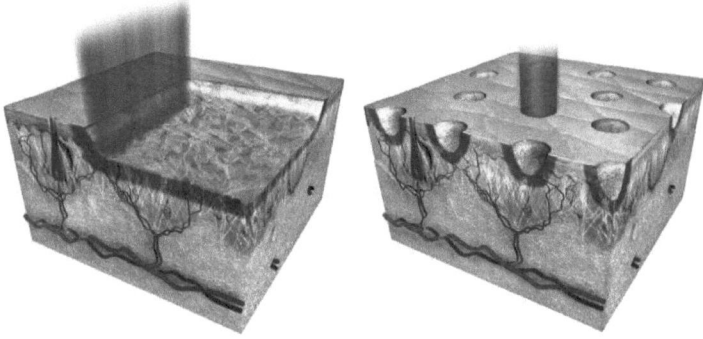

Fig 3: a) Resurfacing con Laser ablativo CO2.. Courtesy of El.En. Group

Fig 3: b) Resurfacing frazionale con Laser CO2 minimamente ablativo. Courtesy of El.En. Group

Questa micro-ablazione combinata dell'epidermide e del derma porterebbe ad un più consistente processo di "wound healing" e ad una fibrosi dermica che spiegherebbe i rapidi (sono sufficienti 1-2 sedute) e più significativi risultati clinici ottenuti con i laser frazionali minimamente ablativi rispetto ai non ablativi [10]. In ogni caso le zone di microablazione sono molto piccole e le aree di cute circostante rimanendo indenni consentirebbero la rapida guarigione del tessuto (con una riepitelizzazione che si realizzerebbe in circa 2 giorni) ed un rischio minimo di sviluppare cicatrici o pigmentazioni indesiderate rispetto ai comuni laser ablativi [10].

I laser frazionali minimamente ablativi rappresenterebbero quindi una straordinaria fusione fra le proprietà del laser frazionale non ablativo di creare una fototermolisi frazionale del tessuto (evitando quindi l'ablazione dell'epidermide in toto, i possibili effetti collaterali e la prolungata guarigione che ne derivano), e l'efficacia del resurfacing ablativo classico (Fig 3a) (seppure non perfettamente sovrapponibili).

Nel nostro studio clinico nel trattamento del ringiovanimento cutaneo è stato impiegato un laser CO_2 10600nm (Deka M.E.L.A. Florence Italy), che, pur rimanendo un " sistema ablativo", integrato di manipolo e sistema di scanner frazionale, è in grado di determinare una erogazione frazionata del fascio luminoso consentendo una riepitelizzazione molto più rapida e con un down time nettamente ridotto rispetto alla tecnica di resurfacing tradizionale (Graf.3).

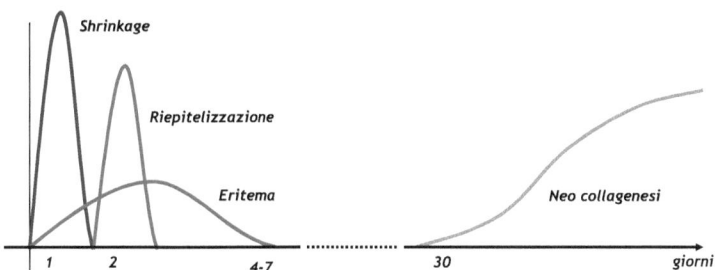

Graf. 3: Effetti del laser CO_2 frazionale sul tessuto. Da notare la rapida riepitelizzazione e la produzione di nuovo collagene. . Courtesy of El.En. Group

Tale sistema è in grado di determinare a livello del tessuto la formazione di microcolonne verticali il cui diametro è di 350 μm e si riduce progressivamente in funzione dello staking fino a 120 μm. Questi appaiono sulla cute come piccoli forellini (Fig.4) che nell'arco di poche ore si coprono di crosticine brunastre e nel giro di una settimana cadono determinando una microesfoliazione con conseguente restituito ad integrum della superficie cutanea.

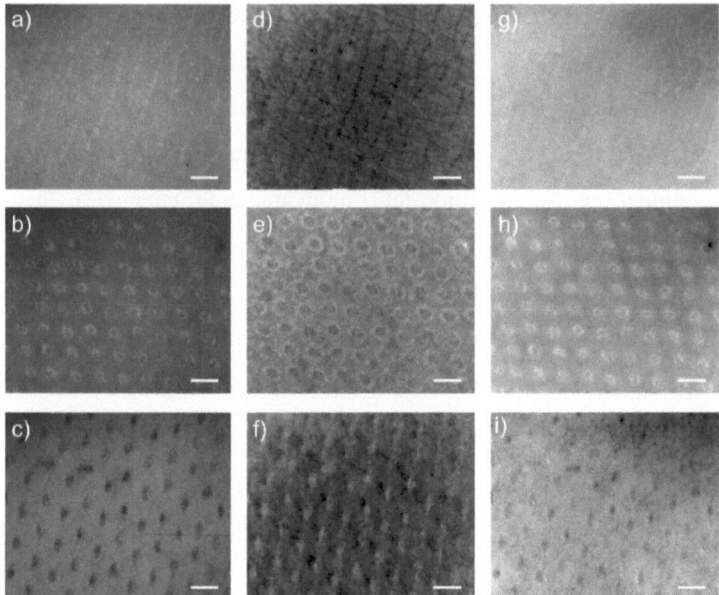

Fig.4: Immagine al dermoscopio multispettrale della cute non trattata a) d) g); Immediatamente dopo il trattamento con laser CO_2 frazionale b) e) h); Dopo una settimana dal trattamento c) f) i).
Le immagini sono state acquisite in polarizzazione mediante l'utilizzo di illuminazione:
- in luce bianca a)b)c);
- in luce rossa-verde in modalità differenziale d)e)f);
- in luce blu g)h)i).

Tuttavia, gli effetti della luce laser sul tessuto dipendono essenzialmente da 4 parametri :

1. Lo **Spacing** ovvero la distanza tra una colonna e l'altra (dot) che normalmente viene impostata a 500 micron

2. La **Potenza** cioè il numero di fotoni nell'unità di tempo per l'energia del singolo fotone. Si esprime in Watt ed è responsabile del livello di penetrazione nella cute insieme allo

3. **Stack** cioè il numero di colpi emesso nello stesso punto (nella stessa scansione) (Fig.5). Il laser CO2 frazionale da noi impiegato è dotato di 5 diversi livelli di stack,

che combinati con diverse potenze, sono in grado di raggiungere una diversa profondità nella pelle.

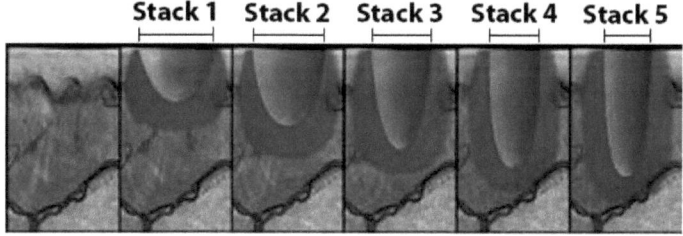

Fig.5: Livelli di Stack. Courtesy of El.En. Group

4. Il **Tempo di permanenza** dell'impulso responsabile dell'estensione del danno termico laterale, cui consegue l' effetto biostimolante (Fig.6).

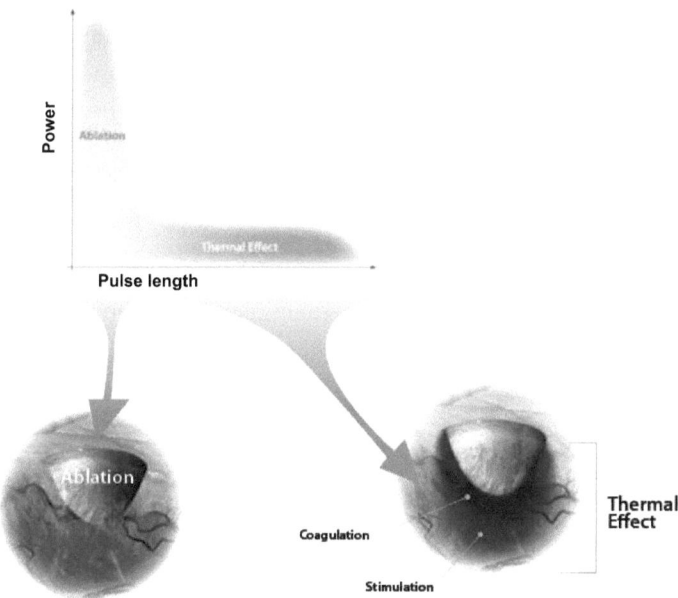

Fig 6 Dalla figura si evince come l'ablazione e l'effetto termico dipendano dalla potenza e dalla lunghezza dell'impulso. . Courtesy of El.En. Group

I parametri suddetti quindi possono modificare di gran lunga gli effetti del laser CO_2 frazionale sulla pelle. In particolare: la capacità di penetrazione del laser nel tessuto (che dipende dal livello di stack impiegato e dalla potenza), la rapidità di guarigione ed i risultati clinici ottenuti. L'efficacia del trattamento sarà tanto maggiore quanto migliore sarà il risultato clinico e minimo il "down time".

A questo proposito, in un precedente studio condotto nella nostra clinica dermatologica, è stato dimostrato come l'efficacia del laser non aumenti necessariamente all'aumentare della potenza impiegata e , piuttosto, come potenze intorno ai 15-20W siano da preferire a potenze di 30W in quanto in grado di determinare risultati clinici analoghi (se non migliori) con un minore "down-time" per i pazienti.

3.3 EFFETTO DEL LASER CO_2 FRAZIONALE SUL TESSUTO

A livello microscopico l'applicazione del laser CO_2 frazionale determina sulla cute la formazione di colonne termiche verticali che diffondono calore alle zone circostanti provocando un danno termico laterale ed un conseguente effetto biostimolante [11] .

A carico dell'epidermide e del derma si realizzano quindi intense modificazioni tissutali che nell'arco delle 15-24 ore dal trattamento danno inizio ai fenomeni di riepitelizzazione.

La vaporizzazione per colonne verticali dell'epidermide porta alla formazione di microscopici detriti necrotici epidermici (MENDs) derivanti dalla distruzione delle cellule epidermiche contenute all'interno delle microcolonne.

I cheratinociti basali localizzati lungo il perimetro dell'area di coagulazione diventano allora i veri protagonisti dei fenomeni di "wound healing" [15]

Infatti, poiché il danno termico laterale induce una contrazione del tessuto, questi cheratinociti, rimasti indenni vanno a sostituirsi al materiale amorfo derivante dalla distruzione delle cellule epidermiche precedentemente danneggiate e moltiplicandosi spingono il materiale necrotico verso la superficie. Ne deriva una microesfoliazione dell'epidermide con conseguente rimozione delle vecchie cellule fotodanneggiate.

A livello del derma, invece, il calore che diffonde nelle aree circostanti, è responsabile di uno "shrinkage" immediato, di una denaturazione del collagene, di un rimodellamento delle fibre collagene e di un'attivazione dei fibroblasti, cellule deputate alla formazione di nuovo collagene (con conseguente neocollagenesi), acido ialuronico ed elastina.

A livello biochimico i processi alla base dei fenomeni riparativi rimangono ancora poco conosciuti. Nessuno studio ha ancora mai dimostrato l'interazione fra laser CO_2 frazionale e tessuto.

Un recente lavoro in corso di pubblicazione [16] dimostra come la risposta infiammatoria secondaria al danno indotto dal laser, attraverso una cascata di eventi (rilascio di citochine e fattori di crescita), sia in grado di dare inizio e controllare i processi biologici e biochimici alla base del "wound healing".

Tale studio dimostra infatti come il laser CO_2 sia in grado di modulare il rilascio di numerosi fattori di crescita e citochine in modo tale da garantire la stimolazione del collagene ed una corretta riparazione del tessuto senza che si realizzi una crescita esuberante dello stesso[16].

Le citochine che nel nostro studio sembrano giocare un ruolo chiave nei processi di wound healing vengono riportate in Tabella 1

CITOCHINE	PRINCIPALI FUNZIONI
TGF β	-Stimola le proteine della matrice (come il collagene), inibisce la produzione di proteasi, incremennta le mitosi (anche dei fibroblasti). -Attiva la chemiotassi di macrofagi, granulociti e il rilascio di citochine proinfiammatorie: IL-1, IL-6, TNF-α.
bFGF	-Angiogenesi e attività mitogena. -Stimola la migrazione e la proliferazione delle cellule endoteliali -Inibisce la produzione del collagene e promuove l'organizzazione dei fasci di fibre collagene
EGF	-Attività riepitelizzante (es. Proliferazione cheratinocitaria), riparazione dell'epidermide
PDGF	-Attività chemotattica per monociti, macrofagi e neutrofili -Attività mitogena per fibroblasti, cellule muscolari lisce in vitro -Stimola I fibroblasti a produrre matrice extracellulare e contrarre la matrice collagena
VEGF	Regola la vasculogenesi e l'angiogenesi
VimentinA	Proteina dei fibroblasti: coinvolta nella produzione di matrice e sostanza intercellulare

Tabella 1 Citochine coinvolte nei principali processi di wound healing e loro funzione[16]

Clinicamente, dopo 1 settimana dal trattamento, durante la quale i detriti necrotici epidermici risalendo verso la superficie epidermica vengono rimossi e rimpiazzati dai sottostanti nuovi cheratinociti, si osserva una completa riepitelizzazione.

A distanza di 1 mese a livello del sottostante derma si assiste a fenomeni di rimodellamento dermico e formazione di nuovo collagene, fenomeni che persistono e sono stati osservati anche dopo tre mesi dal trattamento [17].

CAPITOLO 4

MULTIFOTONE

Al fine di valutare l' efficacia del laser CO_2 frazionale nel trattamento del ringiovanimento cutaneo, non solo in termini di miglioramento clinico apparente, ma anche istomorfologico, prima e dopo trattamento sono state da noi ottenute immagini topografiche riguardanti la struttura microscopica dei tessuti sani e trattati, mediante l'impiego del microscopio multifotone.

Il multifotone è una tecnica di microscopia laser a scansione che utilizza un processo non lineare per eccitare la fluorescenza di molecole contenute all'interno della regione focale [18] . Tale metodica consente quindi di ottenere sottili scansioni trasversali del tessuto in esame mettendo comunque in evidenza solo le molecole intrinsecamente fluorescenti.

Tale metodica utilizza una sorgente luminosa impulsata in grado di emettere radiazioni non ionizzanti di lunghezza d'onda nel vicino infrarosso (700-1000nm), con potenze medie di emissione comprese tra 10 e 40 mW (misurate sul campione) garantendo in tal modo l'assoluta non invasività e assorbimento da parte del tessuto e l'assenza di qualunque effetto collaterale o controindicazione riuscendo comunque a raggiungere profondità di 0.2 mm[19] Il microscopio multifotone rappresenta quindi una tecnica innovativa di "optical imaging" per lo studio morfologico e funzionale dei tessuti biologici *in-vivo* che, grazie alle sue proprietà, consente la visualizzazione di alcune componenti dei tessuti biologici *in-vivo*, in tempo reale, con modalità non invasiva e senza la necessità di un prelievo bioptico [20] (Fig. 7).

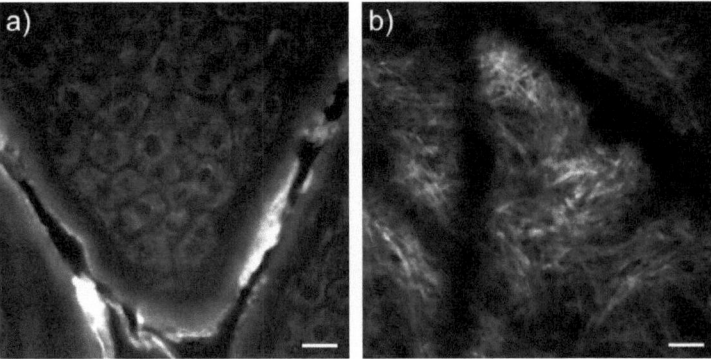

Fig. 7: Analisi delle componenti della cute con microscopia multifotone in sezione ottica frontale acquisita mediante:
a) Rivelazione di fluorescenza a due fotoni eccitata a 740 nm ad una profondità di circa 30 μm dalla superficie. Scala:5 μm. Osservazione delle cellule epidermiche (strato granuloso)
b) Rivelazione combinata di fluorescenza a due fotoni e seconda armonica a 900 nm di eccitazione ad una profondità di 130 μm. Osservazione delle fibre collagene nel derma

Cicchi R, Kapsokalyvas DTroiano M, Campolmi P, Morini C, Massi D, Cannarozzo G, Lotti T, Pavone F.S. In vivo non-invasive monitoring of collagen remodelling by two-photon microscopi after micro-ablative fractional laser resurfacing. Journal of biophotonics. vol 7, issue 11-12,pages 914-925, nov 2014. copyright Wiley-VCH Verlag GmbH & Co. KGaA. Reproduced with permission

Tale metodica, come vedremo, si è rivelata particolarmente utile nel nostro studio, per avere dettagliate informazioni circa le modificazioni cutanee morfologiche e funzionali indotte dalla applicazione del laser CO_2 frazionale.

Il microscopio multifotone rappresenta quindi una preziosa modalità diagnostica innovativa non invasiva soprattutto in campo estetico.

I vantaggi offerti dalla microscopia multifotone sono:

1. L'elevata risoluzione spaziale (fino a 200 nm radiale; fino a 800 nm assiale)

2. Capacità della luce di penetrare profondamente nel tessuto (fino a 0.2 mm) in quanto compresa nel range del vicino infrarosso

3. Non è necessario utilizzare cromofori perché i tessuti hanno molecole che sono intrinsecamente fluorescenti e che possono essere eccitate alle lunghezze d'onda utilizzate[20].

4.1 MOLECOLE OSSERVATE AL MULTIFOTONE

La microscopia multifotone rappresenta una modalità diagnostica particolarmente indicata in campo dermocosmetologico.

Tale metodica, infatti, attraverso la combinazione di 3 tecniche: fluorescenza a due fotoni (TPEF), generazione di seconda armonica (SHG) e fluorescenza a due fotoni risolta in tempo (FLIM), permette di visualizzare molecole endogene intrinsecamente fluorescenti senza la necessità di dover impiegare cromofori esterni[20].

In particolare la TPEF visualizza le cellule e la matrice extra-cellulare contenenti molecole quali elastina, NADH (nicotinammide adenin dinucleotide), triptofano, cheratine, melanina, colecalciferolo, flavine, riboflavine, retinolo, altri [20].

L'SHG rende visibili le fibre collagene, la loro organizzazione e le eventuali modificazioni in corso di invecchiamento[20].

La FLIM, infine, è in grado di identificare le specie molecolari dotate di fluorescenza endogena sulla base della misura del tempo di vita media della fluorescenza emessa [20].

Da quanto sopra detto si evince come la microscopia multifotone, mettendo in evidenza strutture (quali collagene ed elastina) considerate fra i maggiori responsabili della tonicità e della elasticità della cute, risulti particolarmente indicata nella diagnostica dermocosmetologica.

Il collagene tipo I e l'elastina, infatti, rappresentano i principali costituenti della matrice extracellulare dermica. Il collagene ha una disposizione in bande intrecciate ma orizzontale e le loro modificazioni in termini qualitativi e quantitativi sono alla base delle sostanziali trasformazioni che si verificano in corso di invecchiamento cutaneo [21].

Con l'avanzare degli anni, infatti, si verifica una riduzione fisiologica (cronoinvecchiamento) nella sintesi del collagene tipo I [22]. ed un' aumentata espressione di metalloproteinasi indotta dalle radiazioni UV (responsabili del così detto fotoinvecchiamento), che riducono ulteriormente il quantitativo di fibre collagene [23]

Inoltre si sviluppa la così detta elastosi, ovvero la sintesi *de-novo* di materiale elastotico costituito da elastina, fibrillina e glicosamminoglicani. Anche in questo caso l'azione diretta dei raggi UV e la regolazione in senso positivo delle MMP (metalloproteinasi) sembrano essere i principali responsabili della estesa distruzione e/o delle significative modificazioni del "network" delle fibre elastiche.

Lo studio di suddette molecole e delle loro modificazioni in corso di invecchiamento cutaneo, mediante l'impiego della microscopia multifotone, ha consentito di:

- identificare ed analizzare alcuni parametri per poter distinguere la cute giovane da quella invecchiata[21]
- calcolare l'indice di invecchiamento dermico (SAAID) [19,20,24]

Tale indice, già ampiamente utilizzato in letteratura per la valutazione quantitativa delle alterazioni nella composizione della cute in corso di invecchiamento, ha rappresentato il criterio oggettivo principe per la valutazione dei nostri risultati.

L'analisi delle modificazioni di suddetti parametri e le differenze nel calcolo dell'indice di invecchiamento dermico prima e dopo trattamento hanno permesso di valutare più oggettivamente gli straordinari risultati clinici ottenuti con il laser CO_2 con scansione frazionale.

4.2 PARAMETRI IDENTIFICATIVI

Integrando le nostre analisi con gli studi di Koehler [21] e collaboratori (esaminando cioè le immagini di cute giovane con quelle di cute invecchiata), siamo riusciti:

- ad individuare una serie di cambiamenti morfologici della cute ed in particolare di collagene ed elastina correlati all'età del soggetto in esame
- ad identificare quindi dei criteri oggettivi (parametri) per poter distinguere la cute "giovane" da quella "vecchia"
- e, conseguentemente a dimostrare l'azione "ringiovanente" del laser frazionale sul tessuto in esame.

A ciascun parametro è stata attribuita una categoria, (per esempio filiforme o amorfo, spesso o sottile) tale da permettere all'operatore di distinguere le caratteristiche proprie della cute di soggetti anziani con quelle dei soggetti giovani. Tali parametri con le rispettive categorie vengono illustrati in tabella 2

Le strutture valutate sono state:

- **il collagene e l'elastina**, in particolare il loro aspetto, il loro spessore (pattern di rete) e la loro densità.

  E' infatti noto che con il passare del tempo la sintesi di collagene diminuisce, ma aumenta la densità delle fibre collagene presumibilmente a causa della riduzione degli spazi tra le matasse di fibre, (solitamente occupati da glicosaminoglicani altamente idrofili in particolare dall' acido ialuronico). Ne consegue un aspetto apparentemente più compatto del tessuto connettivo. Inoltre, le fibre elastiche vanno incontro ad un processo di disintegrazione che le trasforma in corte e spesse fibrille.

- Inoltre, la microscopia multifotone, mettendo in evidenza molecole intrinsecamente fluorescenti, è in grado di sfruttare tale proprietà per disegnare (in sezione trasversale) la silhouette di strutture cutanee, come la giunzione dermo-epidermica che, in corso di invecchiamento cutaneo subisce importanti mutamenti. Il **profilo della giunzione dermo-epidermica** tende infatti ad appiattirsi in corso di invecchiamento cutaneo con conseguente riduzione del profilo delle papille dermiche che tenderanno ad attenuarsi e ridursi in numero, mentre nel soggetto giovane appaiono particolarmente numerose pronunciate.

- Infine, poiché il sistema è in grado di raggiungere diversi livelli di profondità, è possibile ottenere una misura approssimativa dello **spessore dell'epidermide** dimostrando in tal modo una marcata atrofia dell'epidermide nel soggetto anziano.

STRUTTURE VALUTATE	PARAMETRI	CATEGORIA
Collagene	1) Aspetto delle fibre	Filiforme Equivoco Amorfo
	2) Densità delle fibre	Elevata Equivoco Scarsa
	3) Pattern di rete	Sottile Equivoco Spesso
Elastina	4) Aspetto delle fibre	Filiforme Equivoco Amorfo
	5) Pattern di rete	Sottile Equivoco Spesso
Giunzione dermo epidermica	6) Quantità di papille dermiche	Numerose e fitte Equivoco Scarse e sparse
Profondità	7) Spessore dell'epidermide	Spesso Equivoco Sottile

Tabella 2 Parametri osservati e rispettive categorie

4.3 INDICE DI INVECCHIAMENTO DERMICO (SAAID)

L'indice di invecchiamento dermico definito dal rapporto della differenza fra la generazione di seconda armonica (SHG) e la fluorescenza a due fotoni (TPEF) e la loro somma, ovvero SAAID= (SHG-TPEF)/(SHG+TPEF), rappresenta un indice quantitativo della severità d'invecchiamento [24] (Fig. 8). Poiché nel derma il collagene è in grado di generare seconda armonica (SHG) e l'elastina è il principale responsabile dell'autofluorescenza, l'indice SAAID rappresenta una misura del rapporto fra collagene e elastina del tessuto Tale equazione proposta da Lin SJ[24] e collaboratori e successivamente ripresa da Koehler[19] e Cicchi [24] può dare risultati compresi tra -1 e +1 che correlano con uno spettro di colori nelle immagini al multifotone che varia dal nero al bianco. Tanto più il valore si avvicina al valore di -1 corrispondente al colore nero dell'immagine, tanto maggiore è il grado di invecchiamento cutaneo, viceversa tanto più alto è il valore ottenuto, tanto più giovane è il derma che conferirà all'immagine un colore bianco.

Da notare che il SAAID dipende dalla lunghezza d'onda utilizzata per l'eccitazione.

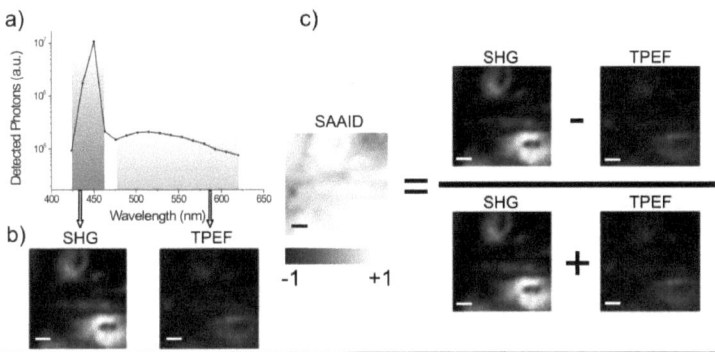

Fig. 8: a) Spettro di emissione di una sezione ottica di 64X64 μm acquisita a 100 μm di profondità con una lunghezza d'onda di eccitazione di 900 nm. Le parti in blu e verde corrispondono all'emissione di SHG e TPEF, rispettivamente. Le immagini corrispondenti sono rappresentate in b). Esempio di calcolo di SAAID per le immagini mostrate c). Scala:6 μm

Cicchi R, Kapsokalyvas DTroiano M, Campolmi P, Morini C, Massi D, Cannarozzo G, Lotti T, Pavone F.S. In vivo non-invasive monitoring of collagen remodelling by two-photon microscopi after micro-ablative fractional laser resurfacing. Journal of biophotonics. vol 7, issue 11-12,pages 914-925, nov 2014. copyright Wiley-VCH Verlag GmbH & Co. KGaA. Reproduced with permission

CAPITOLO 5

SCOPO DELLA TESI

Nel nostro studio abbiamo valutato l' efficacia del laser CO_2 con scansione frazionale nel ringiovanimento di cute fotodanneggiata, sia in termini clinici che istomorfologici tramite l'impiego della microscopia laser a scansione, una modalità strumentale innovativa e non invasiva, particolarmente indicata negli studi dermocosmetologici.

MATERIALI E METODI

Il nostro studio ha preso in esame, al momento, un campione di 10 pazienti, composto da 5 donne e 5 uomini di età compresa tra i 29 ed i 79 anni, razza caucasica e fototipo II - III secondo la scala di Fitzpatrick.

Tutti i pazienti arruolati per il nostro studio presentavano in aree fotoesposte, in particolare al volto (75%), al decolleté (60%) ed al dorso delle mani (20%), lesioni dermatologiche diverse, spesso associate tra loro, espressione di diversi gradi di photoaging.

Le manifestazioni cliniche osservate nei nostri pazienti erano rappresentate da:

rughe sottili e spesse, discromie, pelle ispessita, cute elastosica, e cheratosi attiniche iniziali (Grado I, facilmente visibili, lievemente palpabili) e avanzate (Grado II, facilmente visibili e palpabili e Grado III, ben visibili e francamente ipercheratosiche) che costituiscono un segno avanzato del processo di invecchiamento cutaneo fotoindotto. Prima di effettuare il trattamento, ad ogni paziente è stata prescritta una profilassi antivirale (acyclovir 400mg da tre giorni prima a sette giorni dopo la seduta).

E' stato quindi impiegato nel nostro studio un laser CO_2 10600nm (Deka M.E.L.A. Florence Italy) integrato di manipolo e sistema di scanner frazionale (SmartXide DOT, DEKA, M.E.L.A., Florence Italy) in grado di produrre un'ablazione frazionale del tessuto per colonne termiche verticali

Ciascun paziente è stato sottoposto ad una seduta di trattamento. Le aree anatomiche trattate sono state: la regione peri-oculare, la fronte, l'area peri-orale, le guance ed il mento. Inoltre, data la mancata flessibilità dell'apparecchio multifotone (da noi utilizzato per le valutazioni oggettive),ciascun paziente è stato sottoposto anche a trattamento di un'area intorno ai 5X5 cm della superficie volare dell' avambraccio.

Inoltre, prima di effettuare il trattamento laser, e previo consenso informato, i nostri pazienti sono stati sottoposti ad un' indagine istomorfologica del tessuto nelle sedi da trattare (avambraccia) mediante microscopia laser a scansione ed immagine fotografica digitale, al fine di una valutazione comparativa pre/post-trattamento.

Nello stesso giorno i pazienti sono stati sottoposti a terapia con laser CO_2 frazionale utilizzando i seguenti parametri:

- Potenza: 20 W
- Spacing: 500μm
- Stack: 1
- Tempo di permanenza dell'impulso: 1 millisecondo
- Area di scansione: un quadrato 15x15mm (Fig.9)

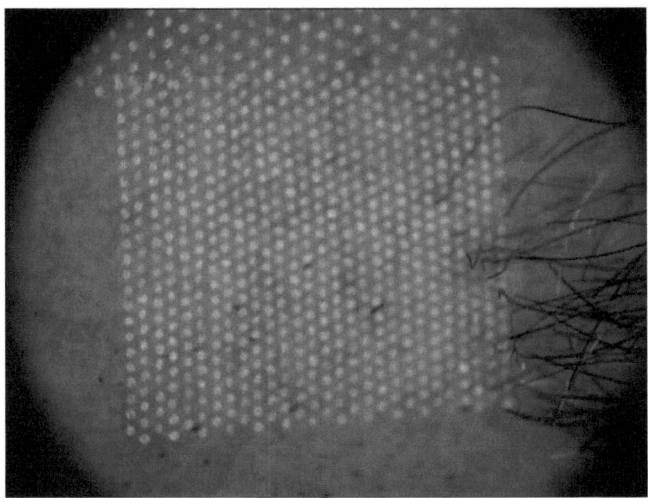

Fig.9: Area di scansione 15x15mm. Nell'immagine si apprezzano i dots. La distanza fra le colonne è di 500μm

A distanza di una settimana e successivamente a distanza di un mese dal trattamento sono state nuovamente ottenute le immagini istomorfologiche mediante microscopia multifotone ed immagini cliniche.

Quindi, sulla base dei reperti clinici e dei parametri istomorfologici da noi stabiliti, abbiamo valutato il grado di ringiovanimento indotto dal laser CO_2 frazionale

5.1 MODALITA' DI ESECUZIONE

Per ogni paziente sono state trattate le aree del volto (regione periorale, perioculare, guance, fronte e mento) e la superficie flessoria dell'avambraccio destro.

In quest'ultima sede sono state ottenute le immagini istomorfologiche per la visualizzazione del collagene e dell'elastina, i cui. reperti sono stati collezionati a tempo 0, dopo una settimana dal trattamento e a distanza di circa 1 mese.

A livello del volto, invece, sono state scattate solo fotografie digitali mediante il programma Anthology (Anthology, DEKA M.E.L.A, Florence Italy) che consente una esatta sovrapposizione delle immagini per valutare le più fini modificazioni della pelle

Inoltre, al fine di poter trattare e nuovamente visualizzare la sede da cui erano state ottenute le precedenti immagini con il multifotone, ci siamo avvalsi di una griglia trasparente che è stata applicata sulla cute prima del trattamento e ad ogni successiva scansione.

Durante il trattamento l'80% dei pazienti ha avvertito bruciore che è stato alleviato con un sistema di raffreddamento esterno.

Immediatamente dopo, la cute è apparsa eritematosa o eritemato-edematosa e calda (Fig. 10). Sono stati quindi applicati impacchi di soluzione fisiologica e successiva medicazione con antibiotici topici. che il paziente ha continuato ad applicare a casa più volte al giorno nei giorni seguenti.

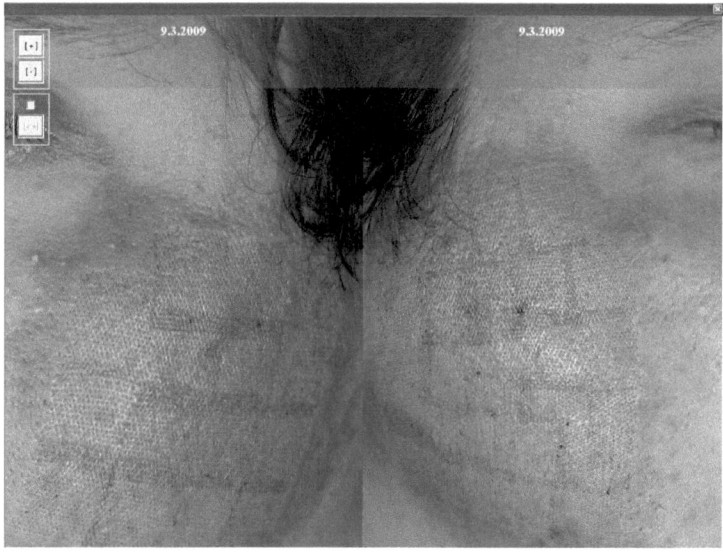

Fig. 10: Immediatamente dopo il trattamento la cute appare eritematosa ed edematosa. Sulla pelle si apprezzano i dots

E' stato consigliato poi al paziente di non esporsi alla luce solare o a lampade UV fino a completa riepitelizzazione e di evitare creme cortisoniche. Inoltre, i pazienti sono stati invitati ad utilizzare uno schermo solare con schermo chimico e fisico con FP 50.

Piccole crosticine puntiformi siero-emorragiche (come precedentemente illustrato in Fig. 5) si sono sviluppate nelle sedi in cui il laser CO_2 frazionale aveva danneggiato l'epidermide a distanza di circa 3 giorni.

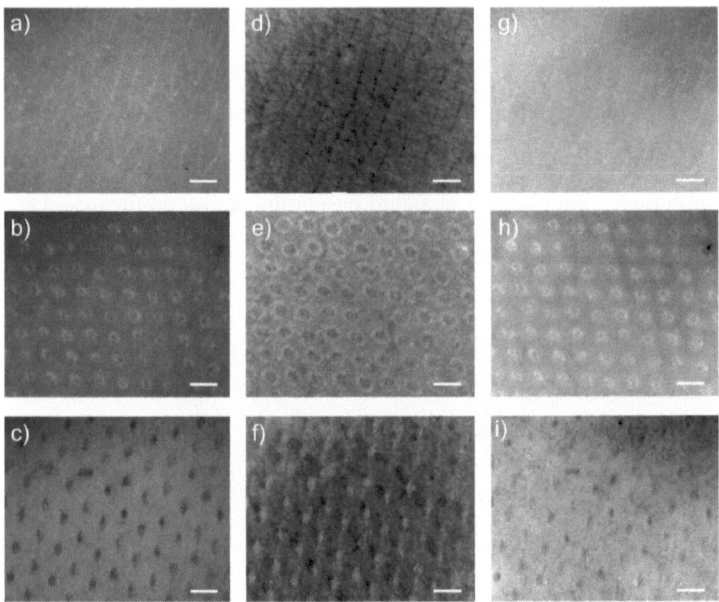

Fig. 4

Quest'ultime, nell'arco di 1 settimana a livello del volto e di due settimane a livello della superficie flessoria dell'avambraccio, hanno lasciato il posto ad una leggera desquamazione furfuracea.

I controlli clinici sono stati effettuati a distanza di una settimana, dopo 15 giorni e dopo 1 mese dal trattamento. Durante i controlli sono state ottenute immagini fotografiche digitali al fine di una valutazione comparativa pre post-trattamento.

Inoltre, a distanza di 1 settimana, e dopo 1 mese dal trattamento, abbiamo nuovamente sottoposto le sedi trattate (avambraccio) all'indagine con multifotone, valutando i parametri riportati in tabella 2 post laser CO2 frazionale.

5.2 VALUTAZIONE DEI RISULTATI

La valutazione dei risultati è stata ottenuta mediante esame clinico e mediante scansioni della cute con microscopia multifotone.

5.2.1 VALUTAZIONE CLINICA

La valutazione clinica dei risultati in relazione al precedente grado di fotodanneggiamento cutaneo, è stata eseguita valutando il miglioramento dei segni visibili di fotoinvecchiamento apprezzabili ad occhi nudo.

Ovvero, riduzione delle rughe, delle discromie e miglioramento della texture cutanea.

A ciascuno di questi parametri è stato attribuito uno score compreso fra 0 e 10 (0=nessun miglioramento;>5 risultato significativo;10=massimo risultato; A=assenza di lesione)

Tali parametri sono stati analizzati a distanza di 30 giorni dal trattamento.

5.2.2 VALUTAZIONE CON MICROSCOPIA MULTIFOTONE

La valutazione oggettiva dei risultati è stata invece ottenuta impiegando una tecnica di microscopia laser a scansione, il multifotone. Tale apparecchio utilizza un processo non lineare per eccitare la fluorescenza di molecole intrinsecamente fluorescenti in particolare collagene ed elastina .

La valutazione quantitativa del grado di ringiovanimento cutaneo è stata misurata calcolando il valore di SAAID prima e 30 giorni dopo il trattamento con laser CO_2 frazionale. Sapendo che il collagene è in grado di generare seconda armonica a 450 nm e l'elastina dà fluorescenza attorno ai 500 nm, entrambe le componenti sono state eccitate con una lunghezza d'onda pari a 900nm.

La valutazione qualitativa del grado di ringiovanimento cutaneo, invece, è stata ottenuta attraverso una valutazione dei parametri precedentemente illustrati in tabella 2 attribuendo ad ognuno di questi una determinata categoria e correlandola poi anche grazie alle nozioni di istologia, con l'età reale e presunta dei pazienti in esame. La valutazione dei risultati del nostro studio viene riportata in tabella 3. Nella tabella, i pazienti sono stati suddivisi in 3 fasce di età per la presenza di criteri comuni all'interno dello stesso gruppo:

1: fra 30 e 50

2: fra 50 e 70

3: oltre 70

		FASCIA 3 (>70 anni)	FASCIA 2 (50-70 anni)	FASCIA 1 (30-50 anni)
Collagene	ASPETTO FIBRE	Filiformi	Equivoche	Amorfe
	PATTERN DI RETE	Spesso	Equivoco	Sottile
	DENSITA' DELLE FIBRE	Scarsa	Equivoco	Elevata
Elastina	ASPETTO FIBRE	Filiforme	Equivoco	Amorfo
	DENSITA' DELLE FIBRE	Elevata	Equivoco	Scarsa
Giunzione dermo-epidermica	QUANTITA' DI PAPILLE DERMICHE	Scarse e sparse	Equivoco	Numerose e fitte
Profondità	SPESSORE DELL'EPIDERMIDE	Sottile	Equivoco	Spesso

Tab 3 Categorie età correlate.

Per Equivoco si intende la contemporanea presenza di entrambe le categorie o nessuna di queste

CAPITOLO 6

RISULTATI

6.1 RISULTATI CLINICI

Tutti i pazienti selezionati sono stati trattati, previo consenso informato e dopo aver collezionato un numero sufficiente di immagini fotografiche digitali, con laser CO_2 con scansione frazionale.

Dopo 1 settimana dal trattamento, la cute appariva eritematosa ed edematosa. Una modesta desquamazione furfuracea era apprezzabile a livello del volto, mentre a livello dell'avambraccio persistevano piccolissime crosticine siero-ematiche, nella sede in cui era stata realizzata la microscopica ablazione dell'epidermide. L'edema del volto non permetteva di valutare l'effettivo risultato clinico ed avrebbe quindi falsato il reale punteggio, pertanto in questa fase lo score del miglioramento clinico non è stato valutato.

Dopo 1 mese dal trattamento con laser CO2 frazionale è stato effettuato un secondo controllo. L'edema, riassorbitosi nelle precedenti settimane, ha permesso di rendere evidenti gli effettivi risultati clinici mostrati in tabella 4.

Le immagini fotografiche prima e dopo trattamento vengono riporate in Fig.11, Fig.12, Fig.13, Fig.14, Fig.15.

Pz	Sesso	Età	Numero di Trattamenti	Texture	Rughe sottili	Rughe medie	Rughe profonde	Discromie
1	F	29	1	10	9	A	A	A
2	M	29	1	8	9	A	A	A
3	M	32	1	8	8	A	A	A
4	M	36	1	5	7	3	A	A
5	F	37	1	7	8	A	A	8
6	F	44	1	6	7	3	A	7
7	F	58	1	7	7	3	2	8
8	M	67	1	5	5	2	1	5
9	F	76	1	4	5	1	0	5
10	M	79	1	2	3	1	0	0

Tab 4: Risultati clinici. Score a 1 mese dal trattamento: 0-10 (0=assente; >5 risultato significativo; 10=massimo risultato; A=assenza di lesione)

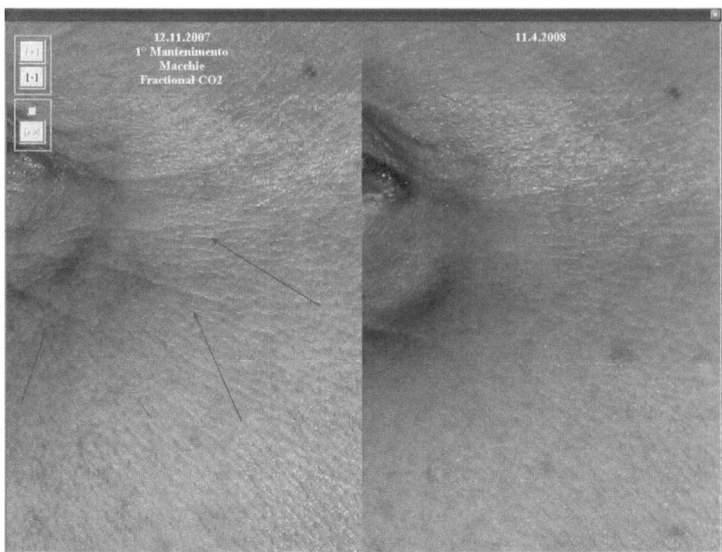

Fig.11: Paziente prima e dopo trattamento con laser CO_2 frazionale. La seconda immagine mostra una riduzione delle fini rugosità perioculari che si mantiene anche dopo 5 mesi.

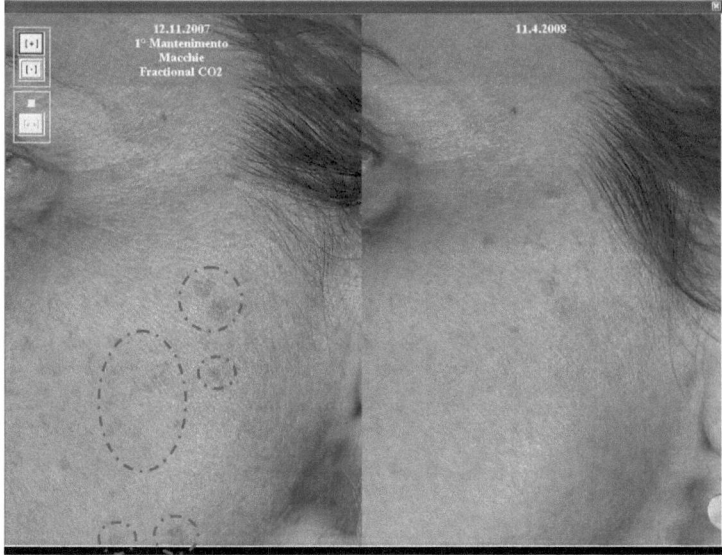

Fig.12: Paziente prima e dopo trattamento con laser CO_2 frazionale. Miglioramento della texture cutanea e riduzione delle macchie che si mantiene anche dopo 5 mesi.

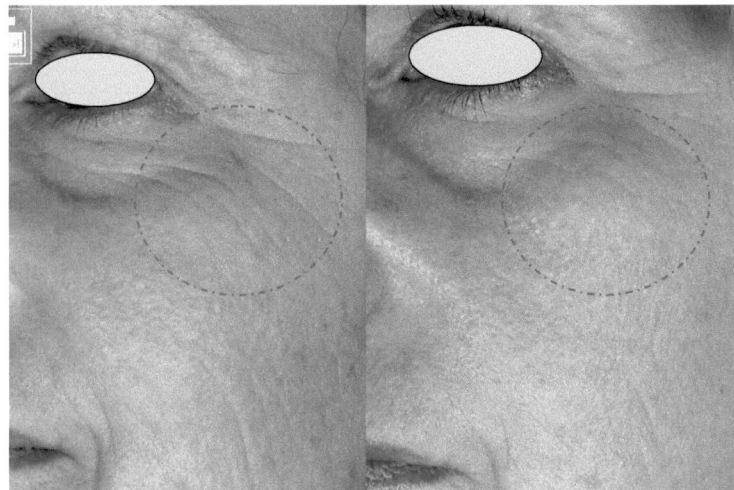

Fig.13: Paziente prima e dopo trattamento con laser CO_2 frazionale. Miglioramento della texture cutanea e riduzione delle rughe perioculari e delle fini rugosità della guancia

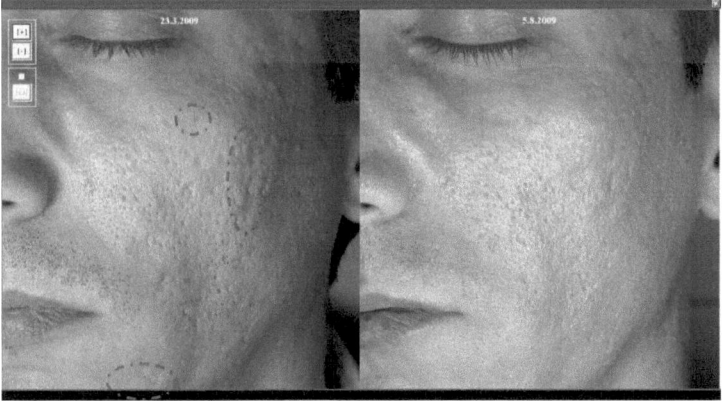

Fig.14: Paziente prima e dopo trattamento con laser CO_2 frazionale. Miglioramento della texture cutanea e con riduzione della profondità delle cicatrici acneiche

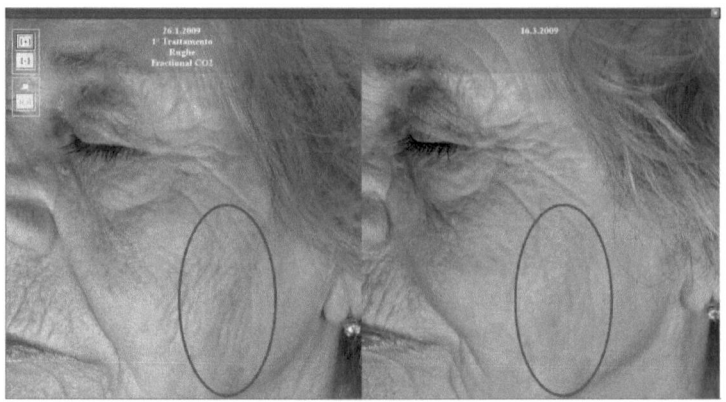

Fig.15: Paziente prima e dopo trattamento con laser CO_2 frazionale. Nessun miglioramento delle rughe profonde, ma riduzione delle rughe delle guance

6.2 RISULTATI MEDIANTE MULTIFOTONE

Al fine di valutare la reale efficacia del trattamento laser non solo in termini clinici, ma anche istomorfologici, è stata effettuata una valutazione dei risultati mediante l'osservazione microscopica dei tessuti trattati, con microscopia laser a scansione.

Valutazione qualitativa

A distanza di 30 giorni dal trattamento nei pazienti appartenenti alla fascia 3 di età, si apprezzano numerosi cambiamenti dei parametri istomorfologici rispetto alle immagini precedentemente raccolte al tempo 0.

I 7 parametri e le rispettive categorie discusse in Tab 2 sono state accuratamente analizzate e confrontate prima e dopo trattamento

Un'attenta osservazione delle immagini (Fig.16), ha permesso di evidenziare un cambiamento delle categorie precedentemente attribuite.

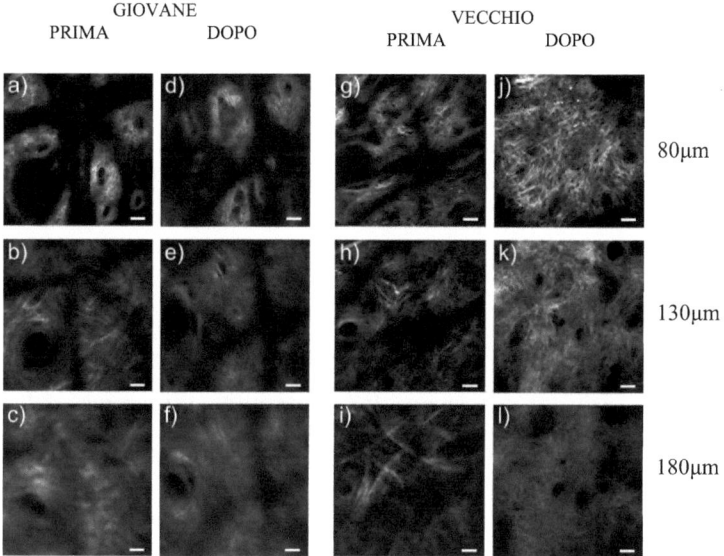

80μm

130μm

180μm

Fig.16: Immagini del collagene scattate a diverse profondità con microscopia laser a scansione. Nel giovane prima e dopo trattamento (rispettivamente nella Iᵃ e IIᵃ colonna) e nel vecchio prima e dopo trattamento (rispettivamente nella IIIᵃ e IVᵃ colonna). Le immagini nel giovane tendono a non modificarsi sostanzialmente prima e dopo trattamento. Nel vecchio, invece, si nota un aumento del collagene e un aspetto più amorfo delle stesse fibre.

Cicchi R, Kapsokalyvas DTroiano M, Campolmi P, Morini C, Massi D, Cannarozzo G, Lotti T, Pavone F.S. In vivo non-invasive monitoring of collagen remodelling by two-photon microscopi after micro-ablative fractional laser resurfacing. Journal of biophotonics. vol 7, issue 11-12,pages 914-925, nov 2014. copyright Wiley-VCH Verlag GmbH & Co. KGaA. Reproduced with permission

I dati più interessanti riguardano i pazienti appartenenti alla fascia 3 di età. In questo gruppo di pazienti l' **aspetto delle fibre collagene** è divenuto più amorfo rispetto alle precedenti valutazioni.

Questo aspetto "nebbioso" delle immagini, che ricorda quelle dei pazienti appartenenti alla fascia 1, è probabilmente correlato ad un aumento della componente amorfa. Tale sostanza, perduta in corso di invecchiamento cutaneo, è prevalentemente costituita da glicosoaminoglicani e assembla opportunamente le fibre collagene ed elastiche nel contesto del derma, occupando gli spazi fra le matasse di fibre. I glicosaminoglicani prodotti dai fibroblasti e rappresentati dall'acido ialuronico e dai condroitin-solfati sono in grado di ritenere acqua, e conferiscono idratazione al tessuto e probabilmente rendono le immagini (al multifotone) sfumate.

Pertanto, con il passare del tempo, pur riducendosi il quantitativo di fibre collagene nel derma, a causa della perdita della sostanza amorfa, si realizza un'apparente aumento dello spessore e della densità delle fibre collagene, che appaiono quindi di aspetto filiforme, spesse in diametro e come"accatastate" nel campo di osservazione.

Anche le **fibre elastiche**, abbondanti e molto spesse nei pazienti anziani sono diventate di aspetto più amorfo.

Un dato preliminare, che avrà tuttavia bisogno di ulteriori conferme con una maggiore casistica clinica, riguarda **lo spessore dell'epidermide e il numero delle papille dermiche** che sembrano aumentate nel campo di osservazione dopo trattamento con laser CO_2 frazionale.

Quanto detto viene riassunto in tabella 5

		FASCIA 3		FASCIA 1	
		PRIMA	DOPO TRATTA MENTO	PRIMA	DOPO TRATTA MENTO
Collagene	ASPETTO FIBRE	Filiformi	Filiformi con tendenza a diventare più amorfe in profondità	Amorfe	Amorfe
	PATTERN DI RETE	Spesso	Più sottile	Sottile	Sottile
	DENSITA' DELLE FIBRE	Scarsa	Scarsa	Elevata	Elevata
Elastina	ASPETTO FIBRE	Filiforme	Più amorfe	Amorfo	Amorfo
	DENSITA' DELLE FIBRE	Elevata	Elevata	Scarsa	Scarsa
Giunzione dermo-epidermica	QUANTITA' DI PAPILLE DERMICHE	Scarse e sparse	Aumento del numero nel campo	Numerose e fitte	Numerose e fitte
Profondità	SPESSORE DELL'EPIDE RMIDE	Sottile	Sottile	Spesso	Spesso

Tab.5: Risultati qualitativi nella fascia 3 e 1 prima e 30 giorni dopo trattamento con laser CO_2 frazionale. Interessanti modificazioni si apprezzano in fascia 3 ,mentre non si osservano alcune modificazioni dei parametri nella fascia 1

La valutazione quantitativa (SAAID)

Il calcolo del SAAID, indice del grado di invecchiamento cutaneo, è stato effettuato sui due pazienti ai poli dello spettro di età considerato, 29 anni e 79 anni).

La comparazione delle immagini prima e dopo trattamento, nel soggetto giovane non dimostra alcun cambiamento sostanziale, come si evince anche dal grafico (m). (Fig.17)

Nel soggetto anziano, invece, l'indice SAAID tende a crescere (avvicinandosi più al valore +1 che -1), pertanto le immagini scattate dopo terapia laser assumono una colorazione più bianca.

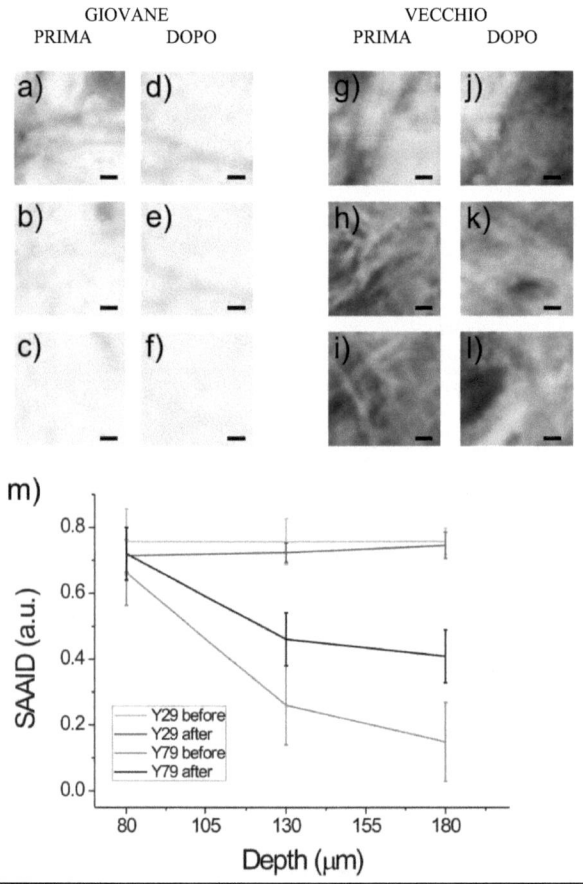

Fig.17: Mappe dell'indice SAAID a diverse profondità (80-130-180μm) prima e dopo trattamento nel giovane (Iᵃ-IIᵃ colonna) e nel vecchio (IIIᵃ-IVᵃ colonna). Scala: 6μm. Il valore medio dell'indice SAAID è riportato in grafico in funzione della profondità prima e dopo trattamento sia per il vecchio che per il giovane (m).

Inoltre, in Fig.18(b) si osserva come dopo terapia laser, sul bordo dei dots (il cui profilo è disegnato dal collagene colorato di verde) vengano richiamate le cellule (che si colorano in blu) che determinano la rapida guarigione del tessuto.

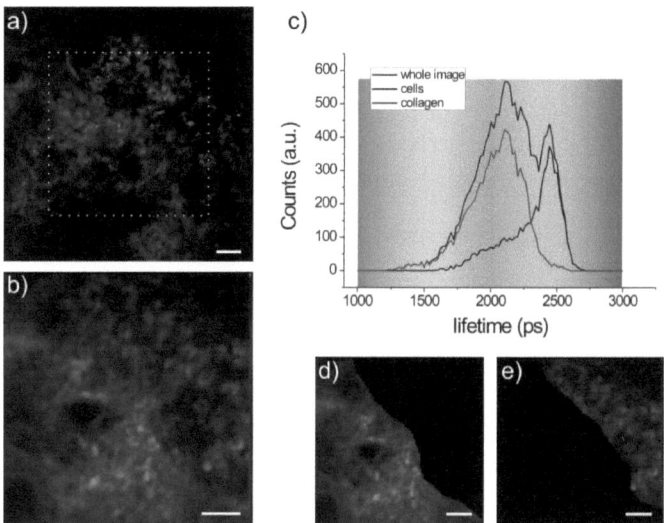

Fig.18: Immagine in fluorescenza a due fotoni e seconda armonica di una sezione frontale a 130 μm di profondità. Sul bordo di una MTZ 1 settimana dopo il trattamento .
a) Nella regione tratteggiata la zona analizzata con la FLIM, mostrata in b) in scala di colori. Distribuzione vita media della fluorescenza (c) corrispondente a tutta l'immagine (nero), alla parte con il collagene (rossa) e quella cellulare (blu). Scala: 10 μm

CAPITOLO 7

DISCUSSIONE

A differenza di quanto abbiamo asserito nella introduzione l'invecchiamento cutaneo, sulla base dei risultati di questa nostra esperienza, sembra un processo inarrestabile e inevitabile, ma non totalmente irreversibile.

Infatti il laser CO_2 con scansione frazionale opportunamente adattato alla cura della cute foto-invecchiata, sembra capace di indurre almeno parzialmente la reversibilità di alcuni essenziali segni e sintomi del fotoinvecchiamento cutaneo sulla base di una valutazione clinica e strumentale mediante microscopia multifotone.

Nel nostro studio abbiamo dimostrato come con il laser CO_2 frazionale, si ottenga un risultato eccellente nella cura del "photoageing". In particolare abbiamo evidenziato una reale efficacia della terapia nel miglioramento di alcuni segni di foto-invecchiamento quali: texture cutanea, discromie e sottili rughe. Tale metodica non ha evidenziato a nostro avviso un netto miglioramento delle rughe medie e profonde suggerendo la necessità di impiegare potenze e livelli di stack superiori.

Nella nostra esperienza, infatti, abbiamo valutato solo una piccola fetta delle straordinarie potenzialità del laser CO_2 con scansione frazionale (la Fig.19 mostra la modalità No Stack)

La proprietà rivoluzionaria del sistema SmartXide DOT infatti, consiste nell' opportunità di creare una più profonda vaporizzazione della cute (aumentando i livelli di stack), mantenendo gli stessi effetti termici. I dots così formati tendono ad assumere una configurazione progressivamente più cilindrica con conseguente più profonda stimolazione del collagene. (Fig.20)

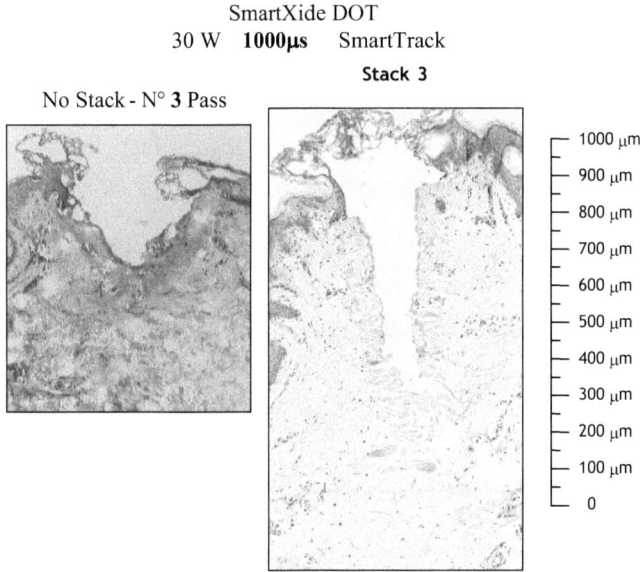

SmartXide DOT
30 W - **1000 µs** - 1000 µm – SmartTrack – NO STACK!

N° **1** Pass   N° **2** Pass   N° **3** Pass

1000 µm
900 µm
800 µm
700 µm
600 µm
500 µm
400 µm
300 µm
200 µm
100 µm
0

Width: 300 µm
Height (Ablat): 100 µm
Height (RTD): 220 µm

Width: 350 µm
Height (Ablat): 150 µm
Height (RTD): 250 µm

Width: 350 µm
Height (Ablat): 250 µm
Height (RTD): 350 µm

1000 µm 900 µm 800 µm 700 µm 600 µm 500 µm 400 µm 300 µm 200 µm 100 µm 0

Fig.19: Immagine istologica dell'effetto del laser CO2 frazionale sul tessuto in modalità NO STACK. Come si evince dalla figura facendo 3 passaggi in scansioni diverse il dot tende ad allargarsi ed in parte ad approfondirsi. Courtesy of El.En. Group

SmartXide DOT
30 W **1000µs**   SmartTrack
Stack 3

No Stack - N° **3** Pass

1000 µm
900 µm
800 µm
700 µm
600 µm
500 µm
400 µm
300 µm
200 µm
100 µm
0

Fig. 20: Immagine istologica dell'effetto del laser CO2 frazionale sul tessuto in modalità NO STACK ed in modalità STACK 3. Come si evince dalla figura effettuando 3 passaggi nella stessa scansione, si ha una più profonda vaporizzazione della cute. I dot così formati assumono una configurazione cilindrica determinando una più profonda stimolazione del collagene... Courtesy of El.En. Group

L'acquisizione di immagini topografiche con microscopia laser a scansione si è rivelata utile per una valutazione comparativa dei risultati pre e post-trattamento. L'esame della cute eseguito mediante multifotone, ha evidenziato le modificazioni di tutte quelle alterazioni istopatologiche tipiche del fotoinvecchiamento cutaneo (atrofia dell'epidermide, appiattimento della giunzione dermo-epidermica, riduzione del collagene e aumento della densità dello stesso per riduzione della componente amorfa) e la loro reversibilità (evidente sotto forma di ripresa dell'andamento della giunzione, aspetto più amorfo del collagene e aumento del valore di SAAID) dopo trattamento con laser CO_2 con scansione frazionale. Tale metodica di indagine è tuttavia ancora in corso di definizione relativamente ai suoi campi di applicazione. Il sistema deve ancora essere modificato per poter essere impiegato a livello di superfici corporee come il volto, sede maggiormente fotoesposta e dove per primi si manifestano i segni dell'invecchiamento cutaneo

Con microscopia multifotone lo studio della superficie volare dell'avambraccio sede tipicamente non fotoesposta, ha messo in evidenza solo le più grossolane differenze fra cute giovane e cute vecchia non evidenziando piuttosto quelle più fini fra fasce intermedie (per esempio fra 30 e 50 anni). La scelta di tal sede deriva dalla facile accessibilità della zona, dalla bassa suscettibilità agli artefatti dovuti al movimento e dalla bassa densità dei follicoli piliferi

Ad ogni modo i risultati istomorfologici così ottenuti ed i brillanti risultati clinici conseguiti dimostrano, come il laser CO_2 con scansione frazionale, costituisca una nuova e promettente modalità terapeutica nel trattamento dei segni visibili dell'invecchiamento, misurabili con tecniche non invasive di "biopsia ottica".

BIBLIOGRAFIA

1. P. Teofoli, A. Mancini e T. Lotti. Invecchiamento cutaneo in: Palminteri G. Dermatologia e Medicina Interna. Casa Editrice Mattioli (Fidenza PR). 1998; pp 151-151.

2. Oikarinem A. The aging of skin: chronoaging versus photoaging. Photodermatol Photoimmunol Photomed.1990 Feb;7(1):3-4.

3. MacKie,R.M. Sun and Skin damage. *Journal of Internal Medicine*. (1993).

4. Ortonne JP. From actinic keratosis to squamous cell carcinoma. *Br J Dermatol* 2002;146(61):20-3.

5. Schmook T, Stockfleth E. Current treatment patterns in non melanoma skin cancer across Europe. *J Derm Treat* 2003;14(3):3-10.

6. Kligman, L.H Chen, H.D., Kligman, A.M Topical retinoic acid enhances the repair of ultraviolet damaged dermal connective tissue.*Conn. Tissue Res.* ;1984: 12,pp139-150

7. Ghersetich, I., Lotti, T Campanile, G. Hyaluronic acid in cutaneous intrinsic aging. *Int.J.Dermatol*;1994:*33,pp.119-122*.

8. Griffiths, C.E. The clinical identification and quantification of photodamage. *Br. J. Dermatol.*;1992: 127, 41, pp. 37-42

9. Caputo, R., Monti, M., Motta, S. ET AL.(1990) The treatment of visibile signs of senescence: the italian experience. *Br. J. Dermatol.*, 122 (35), pp. 97-103.

10.Jih MH, Kimyai-Asadi A. Fractional photothermolysis: a review and update.Semin Cutan Med Surg 2008;27:63-71.

11.Raham Z, MacFalls H, Jiang K et al. Fractional Deep Dermal Ablation Induces tissue tightening. Lasers in surgery and medicine; 2009:41:78-86

12.Stumpp OF, Bedi VP, Wyatt D, Lac D. In vivo confocal imaging of epidermal cell migration and dermal changes post nonablative fractional resurfacing: study of the wound healing process with corroborated histopathologic evidence. Journal of biomedical optics; 2009:14(2), 024018

13. Beckam J.T., Mackanos M.A., Crooke C, Takahashi T, O'Connell-Rodwell C, Contag C.H., and Jansen E.D. Assessment of cellular response to thermal laser injury throught bioluminescenze imaging of heat shock protein 70. Photochem Photobiol; 2004:79(1),76-85

14. Laubach HJ, Tannous Z, Anderson RR, Manstein D. Skin responses to fractional photothermolysis. Laser Surg Med; 2006: 38(2), 142-149.

15. Marti P et al. Wound healing-aiming for perfect skin regeneration. Science; 1997: 276, 75-81

16. Prignano F, Campolmi P, Bonan P, Ricceri F, Cannarozzo G, Troiano M, Lotti T. Fractional CO2 laser: a novel therapeutic device upon photobiomodulation of tissue remodeling and cytokine pathway of tissue repair. Dermatologic therapy 2009: in press.

17. Kilmer SL, Chotzen VA, Silva SK, McClaren ML. Safe and effective carbon dioxide laser skin resurfacing of the neck. Laser surg Med 2006;38(7):685-687

18. Zipfel WR, Williams RM, Webb WW. Non linear magic: multiphoton microscopi in the biosciences. Nature Biotechnology 2003:vol 21; 1369-1377

19. Koehler MJ, König K, Elsner P, Bückle R, Kaatz M. In vivo assessment of human skin aging by multiphoton laser scanning tomography Opt Lett. 2006 Oct 1;31(19):2879-81.

20. Cicchi R, Sestini S, De Giorgi V, Massi D, Lotti T, Pavone FS. Nonlinear laser imaging of skin lesions. J Biophoton 2008:1-12

21. Koehler MJ, Hahn S, Preller A et al. Morphological skin ageing criteria by multiphoton laser scanning tomography: non-invasive in vivo scoring of the dermal fibre network. Exp Derm 2008, 17,519-523

22. Varani J, Perone P, Fligiel S et al. Inhibition of type I procollagen production in photodamage:correlation between presence of high molecular weight collagen fragments and reduced procollagen synthesis. J Invest Dermatol 2002:122-129

23. Fisher GJ, Voorhees JJ, Molecular mechanisms of photoageing and its prevention by retinoic acid:ultraviolet irradiation reduces MAP kinase signal transduction cascades that induce Ap-1-regulated matrix metalloproteinases that degrade human skin in vivo. J Investing Dermatol Symp Proc 1998:3:61-68

24. Lin SJ, Wu RJ, Tan HY, et al. evaluating cutaneous photoageing by use of multiphoton fluorescence and second-harmonic generation microscopy. Optics letters 2005:vol 31;2275-2277

RINGRAZIAMENTI

Tanto per cominciare vorrei ringraziare coloro che hanno fatto sì che questa tesi potesse prendere vita, il Prof. Pavone per aver messo a disposizione la sua sofisticata tecnologia, il Dr. Cicchi e il Dr Kapsokalyvas per la loro disponibilità ed il loro importante contributo.

Quindi vorrei ringraziare le persone che più rimarranno nel mio cuore.

Il Prof Lotti, la persona più incredibile che io conosca. Un uomo dalle mille risorse, un medico, un leader, un politico, un maestro di scuola e di vita. Lo ringrazio profondamente per avermi sempre trattata con rispetto, per avermi insegnato ad aver fiducia in me stessa, per avermi spronata sempre, per avermi fatta sentire più importante di quanto non fossi in realtà e per avermi permesso di vivere favolose esperienze.

Vorrei ringraziare il Prof Prof Bonan per avermi avvicinata allo straordinario mondo dei laser ed avermi insegnato i più raffinati "trucchetti" del mestiere.

Quindi vorrei esprimere la mia più profonda gratitudine alla Prof.ssa Difonzo per la passione con cui si dedica alla dermatologia, per le sue straordinarie doti di insegnamento, per aver sempre stimolato la mia conoscenza e per avermi insegnato a lavorare divertendomi.

Ringrazio tutti i ragazzi della Scuola di Specializzazione in Dermatologia perché con molti di loro sono cresciuta insieme alla scoperta di questa meravigliosa e stimolante disciplina, con l'augurio che ciascuno di loro possa trovare la propria strada.

Ringrazio i miei genitori straordinari e la mia sorellina che in questi anni mi hanno sostenuta e mi hanno insegnato ad essere la persona e il medico che sono oggi; La mia zia Maura che mi accompagna nei momenti importanti della mia vita; La mia nuova famiglia per avermi accolto come una figlia e una sorella.
Infine dedico la mia tesi ai due uomini della mia vita.

A mio padre, perché il suo amore per la medicina, la sua umanità, la sua passione per la professione e la sua dedizione nei confronti delle persone bisognose mi hanno portato a scegliere la Scienza Medica.

Al mio incantevole marito, la persona che più stimo al mondo perché ogni giorno mi sostiene, mi sprona e mi aiuta ad essere migliore.

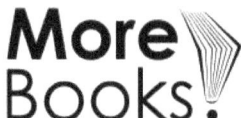
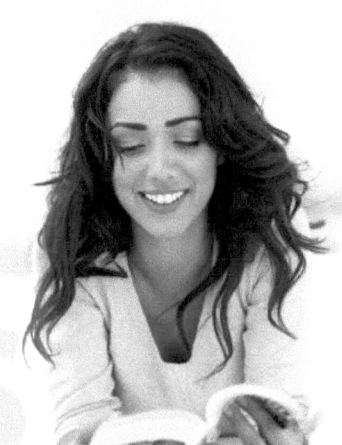

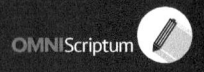

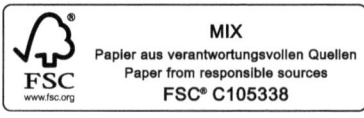